BEI GRIN MACHT SICH IHR WISSEN BEZAHLT

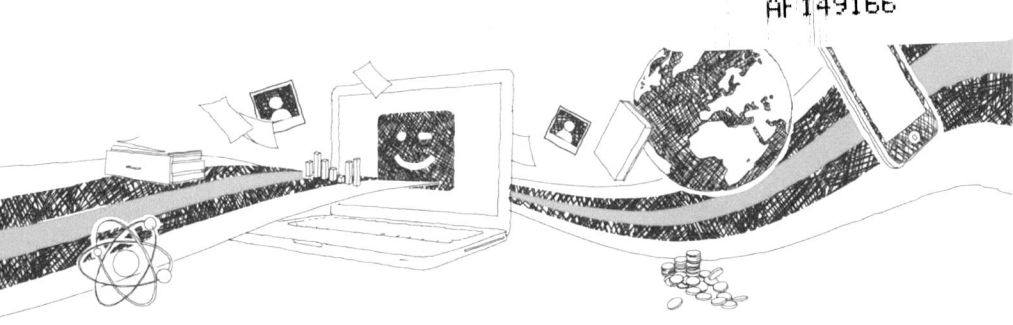

- Wir veröffentlichen Ihre Hausarbeit, Bachelor- und Masterarbeit

- Ihr eigenes eBook und Buch - weltweit in allen wichtigen Shops

- Verdienen Sie an jedem Verkauf

Jetzt bei www.GRIN.com hochladen und kostenlos publizieren

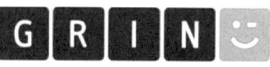

Bibliografische Information der Deutschen Nationalbibliothek:

Die Deutsche Bibliothek verzeichnet diese Publikation in der Deutschen National-bibliografie; detaillierte bibliografische Daten sind im Internet über http://dnb.d-nb.de/ abrufbar.

Impressum:

Copyright © 2016 GRIN Verlag, Open Publishing GmbH
Druck und Bindung: Books on Demand GmbH, Norderstedt Germany
ISBN: 9783668495463

Dieses Buch bei GRIN:

http://www.grin.com/de/e-book/371265/neurodermitis-ein-medizinischer-ueberblick

Stefanie Loibingdorfer

Neurodermitis. Ein medizinischer Überblick

GRIN Verlag

GRIN - Your knowledge has value

Der GRIN Verlag publiziert seit 1998 wissenschaftliche Arbeiten von Studenten, Hochschullehrern und anderen Akademikern als eBook und gedrucktes Buch. Die Verlagswebsite www.grin.com ist die ideale Plattform zur Veröffentlichung von Hausarbeiten, Abschlussarbeiten, wissenschaftlichen Aufsätzen, Dissertationen und Fachbüchern.

Besuchen Sie uns im Internet:

http://www.grin.com/

http://www.facebook.com/grincom

http://www.twitter.com/grin_com

Kolleg für Sozialpädagogik der Diözese Linz

SEMINARARBEIT

GESUNDHEITSLEHRE

NEURODERMITIS

vorgelegt von
Stefanie Loibingdorfer

Linz, am 02. Juni 2016

Inhaltsverzeichnis

Inhaltsverzeichnis

Handout

1. Allgemeines

1.1 Krankheitsbild

„Die häufigste allergische (atopische) Erkrankung bei Kleinkindern ist die Neurodermitis mit dem typischen, oft unerträglichen Juckreiz." (Hellermann 2004, S. 9) Es handelt sich dabei um eine Hautentzündung, die ihren Ursprung in erster Linie in einer Störung des Nervensystems hat. Psychische Belastungen und Stress führen unter anderem deshalb oft zu einer Verstärkung der Symptome (vgl. Harnack und Meffert 1995, S. 17). Meist treten die ersten Anzeichen dieser Hauterkrankung bereits bei Säuglingen auf, es kommt jedoch im Erwachsenenalter oft zur vollständigen Heilung der Krankheit (vgl. Harnack und Meffert 1995, S. 26).

Die Neurodermitis weist typische Unterschiede und Merkmale im Vergleich zu anderen Hautkrankheiten auf, wobei nicht alle charakteristischen Anzeichen bei einer Neurodermitikerin/einem Neurodermitiker auftreten müssen. Der Juckreiz bildet das unangenehmste Symptom dieser Erkrankung, da es dadurch für die Betroffenen zu einer Einschränkung der Lebensqualität kommt. Bei an Neurodermitis erkrankten Kindern äußert sich dies vor allem im Spiel und während des Schlafens. Durch das ständige Jucken und den damit einhergehenden Kratzbewegungen können sie sich nicht vollständig dem Spiel widmen, da sie abgelenkt sind und die Hände zur Linderung des Juckreizes benötigen. Dies beeinflusst auch das Verhalten des betroffenen Kindes erheblich und führt zu Unzufriedenheit und Anspannung. Weitere Anzeichen für Neurodermitis sind Rötungen, Schwellungen und nasse Stellen, die im Säuglingsalter vor allem im Gesicht und am Hals, sowie an den Armen und Beinen sichtbar werden. Bei Kindern sind meist sowohl die Ellbeugen und Kniekehlen, als auch der Mundbereich betroffen. Risse im Bereich der Ohrläppchen und Mundwinkel, sowie Bläschen auf Händen und Füßen sind ebenfalls typische Anzeichen der Neurodermitis. Das Auftreten einer doppelten Unterlidfalte und nach außen verdünnte Augenbrauen weisen auf eine sogenannte Atopie hin. Man versteht darunter die durch Vererbung verursachte Neurodermitis in Kombination eines hohen Allergierisikos. Die Haut einer Neurodermitikerin/eines Neurodermitikers reagiert anders auf mechanische Reize, wie zum Beispiel Kratzen, als die Haut gesunder Personen. Anstatt roter Striche sind weiße Linien auf der Haut erkennbar, weshalb man bei diesem Symptom vom ‚weißen Dermographismus' spricht. Die Hautveränderungen, auch Ekzeme genannt, treten schubweise auf, die in ihrer Intensität variieren (vgl. Hellermann 2004, S. 10).

Weitere Merkmale der Erkrankung sind unter anderem trockene, blasse und schuppende Haut mit geringer Bräunungswahrscheinlichkeit, Schatten unter den Augen, Nahrungsmittel-, Woll- und Umweltunverträglichkeiten, Augenerkrankungen und ein erhöhtes Risiko in Bezug auf Hautinfektionen (vgl. Harnack und Meffert 1995, S. 34f).

Die Haut betroffener Kinder weist am Beginn eines Schubes meist entzündete und aufgrund des Kratzens verletzte Rötungen auf. In Folge dessen kommt es zur Bildung von Knötchen und Bläschen. Durch das darauffolgende Platzen der Bläschen entstehen nasse Stellen, die dann verkrusten (vgl. Harnack und Meffert 1995, S. 27). Dadurch ist die Haut weniger elastisch und es kann zu Schmerzen bei diversen Bewegungen kommen (vgl. Hellermann 2004, S. 11). Im nächsten Schritt stellt sich die Heilung der betroffenen Stelle ein. Sie ist wiederum von Rötungen, aber auch von Schuppen gekennzeichnet. Im Anschluss nimmt die Haut das ursprüngliche Erscheinungsbild an. Dieser Prozess kann erheblich verkürzt werden, wenn die betreffenden Hautpartien behandelt werden (vgl. Harnack und Meffert 1995, S. 27).

Wenn die Haut bei Säuglingen nach der Geburt gerötet und geschuppt ist, darf dies noch nicht als besorgniserregendes Anzeichen für eine Neurodermitis gewertet werden, da die Haut der Neugeborenen unmittelbar nach der Entbindung durchaus die eben genannten Symptome als natürliche Folgen der neuen Umgebung aufweisen kann. Die ersten Anzeichen der Erkrankung werden meist nach den ersten Tagen und Wochen nach der Geburt bemerkbar. Neben geröteten Hautpartien im Gesicht und am Kopf, kann der sogenannte Milchschorf (gerötete und schuppende Kopfhaut) auf eine Neurodermitis hinweisen. Selbiger entsteht aufgrund des Eintrocknens nasser Stellen, die durch die Rötungen verursacht werden (vgl. Harnack und Meffert 1995, S. 27f). Dieser Begriff weist jedoch nicht auf eine Milchunverträglichkeit hin, sondern sieht lediglich aus wie abgestandene Milch (vgl. Hellermann 2004, S. 17).

1.2 Ursachen

Die Ursachen einer Neurodermitis können sehr vielfältig sein. Häufig hat diese Erkrankung erbliche Gründe, aber auch psychische oder soziale Faktoren, wie zum Beispiel Stress, sowie belastende Umwelteinflüsse und Nahrungsmittelallergien können die Auslöser sein (vgl. Hellermann 2004, S. 9ff). Zur Strukturierung der zahlreichen Ursachen werden dieselben in drei Teilbereiche gegliedert, nämlich die Erblichkeit, die inneren Faktoren, wie zum Beispiel

Stress, sowie die äußere Faktoren, worunter man beispielsweise ungünstiges Klima versteht (vgl. Harnack und Meffert 1995, S. 60).

Die Vererbung erfolgt meist über einen Elternteil. Da es sich bei der Neurodermitis um einen dominanten Erbgang handelt, setzt sich die Erbanlage des dominanten Elternteils gegenüber jener des gesunden Elternteils durch. Nach diesem Prinzip müssten die Hälfte aller Kinder mit einem erkrankten Elternteil ebenfalls von der Neurodermitis betroffen sein. In der Realität kommt es allerdings nur in zwölf Prozent der Fälle zur Erkrankung, da Faktoren wie zum Beispiel die Entwicklung des Immunsystems in den ersten drei Lebensmonaten in Bezug auf den Ausbruch der Erkrankung von Bedeutung sind (vgl. Harnack und Meffert 1995, S. 56).

Klimatisch gesehen tritt die Neurodermitis im nationalen Umfeld vermehrt in Talregionen und luftverschmutzten Industriegebieten auf. In globaler Hinsicht begünstigen lichtarme Länder das Erkranken an Neurodermitis. Der Aufenthalt an Küsten und in Hochgebirgen, sowie radikale Klimawechsel können bei bereits Erkrankten die Symptome lindern, sowie bei gesunden Personen das Risiko zu erkranken vermindern (vgl. Harnack und Meffert 1995, S. 52).

Heftig umstritten ist nach wie vor die Tatsache, ob Nahrungsmittelunverträglichkeiten zu den Ursachen der Neurodermitis zählen. Grundsätzlich handelt es sich bei der Erkrankung nicht um eine Nahrungsmittelallergie (vgl. Hellermann 2004, S. 65), die Realität zeigt jedoch, dass Unverträglichkeiten in Bezug auf bestimmte Nahrungsmittelgruppen sehr häufig in Kombination mit der Neurodermitis auftreten und die Symptome verschlimmern (vgl. Harnack und Meffert 1995, S. 53). Oft handelt es sich dabei um Lebensmittel wie Kuhmilch, Nüsse, Eier, diverse Gewürze und Kräuter, Weizen- und Sojaprodukte und einige Fischarten (vgl. Hellermann 2004, S. 65), wie zum Beispiel Karpfen (vgl. Harnack und Meffert 1995, S. 53). Auch auf Obstsorten, die viele Säuren enthalten, reagieren Neurodermitikerinnen/Neurodermitiker oft allergisch. Darunter fallen beispielsweise Zitrusfrüchte, Kiwis, Stachel- und Johannisbeeren, Rhabarber, sowie Fruchtsäfte und Essig. Aber auch bei Süßungsmitteln, wie Zucker, Honig oder Dicksäften und Süßigkeiten kommt es im Körper zur Bildung von Säuren, wodurch sie durchaus ein Allergierisiko bei Neurodermitiserkrankten darstellen. Ebenso Lebensmittel, die große Mengen an Histamin enthalten, wie zum Beispiel Sauerkraut, Tomaten, geräucherter Fisch, Fischkonserven und Käse, aber auch Getränke, wie Alkohol, Kaffee und schwarzer

Tee können zu einem schlechteren Hautbild bei an Neurodermitis erkrankten Personen führen (vgl. Hellermann 2004, S. 65).

Einen weiteren Auslöser für die Neurodermitis bildet die neurovegetative Störung, worunter man das gegenteilige Verhalten der Blutgefäße versteht. Die Haut reagiert bei Neurodermitikerinnen/Neurodermitikern anders auf bestimmte Reize als jene gesunder Personen. Diese Störung wird diagnostiziert, indem die Rachenwand mit einem Holzspatel berührt wird. Wenn der Würgereiz ausbleibt, ist die Wahrscheinlichkeit einer Neurodermitiserkrankung relativ hoch (vgl. Harnack und Meffert 1995, S. 61).

Auch ein erhöhter IgE-Serumspiegel kann ein Hinweis auf Neurodermitis sein, da achtzig Prozent der Neurodermitikerinnen/Neurodermitiker davon betroffen sind. Es handelt sich hierbei um Substanzen aus der Mastzelle, die aufgrund von für den jeweiligen Organismus negativen Umwelteinflüssen austreten und in weiterer Folge Juckreiz und Entzündungen auf der Haut freisetzen. Ein Allergietest (RAST-Verfahren) kann auf eine Allergie dahingehend hinweisen (vgl. Harnack und Meffert 1995, S. 62).

Die Neurodermitis steht in engem Zusammenhang mit der Psyche der Betroffenen/des Betroffenen. Negative Einflüsse, wie Ärger, große psychische Belastungen und Misserfolge können das Hautbild stark beeinflussen und zu einer ungünstigen Entwicklung des Ekzems führen. Es besteht laut einiger Ärztinnen/Ärzte und Psychologinnen/Psychologen auch die Möglichkeit, dass ein gestörtes Mutter-Kind-Verhältnis die Krankheit auslösen kann. Jedoch gibt es dahingehend keine wissenschaftlichen Beweise, da dieser mögliche Zusammenhang nicht messbar ist. Außerdem zeigt die Realität, dass die Eltern von Kindern, die an Neurodermitis erkrankt sind, ihr Kind sehr umsichtig versorgen und ihm viel Liebe, Aufmerksamkeit und Verständnis entgegenbringen. Gegenteiliges entspricht klar der Ausnahme (vgl. Harnack und Meffert 1995, S. 65).

Die in den vorangegangenen Abschnitten behandelten Ursachen sind als Beispiele zu betrachten, da die Auslöser dieser Erkrankung sehr vielseitig sind und den Rahmen dieser Arbeit sprengen würden. Selbiges gilt auch für nachfolgendes Kapitel.

1.3 Komplikationen

Komplikationen können in jedem Alter der Erkrankten/des Erkrankten auftreten. Meist handelt es sich dabei um individuelle Eigenheiten des Immunsystems. Die Haut einer Neurodermitikerin/eines Neurodermitikers ist aufgrund der Entzündungen der perfekte Nährboden diverser Bakterien, Viren und Pilze. Die Vermehrung derselben wird dadurch begünstigt, was eine ideale Voraussetzung diverser Infektionen ist (vgl. Harnack und Meffert 1995, S. 39).

Eine relativ häufige Komplikation die bei Neurodermitiserkrankten auftreten kann ist der Furunkel. Man versteht darunter einen entzündeten Haarfollikel (umgibt die Haarwurzel), welcher sich ausbreitet, sowie eitrig und sehr schmerzhaft ist. Im frühen Stadium ist die Behandlung des Furunkels mit Cremes und Salben möglich, wenn er jedoch bereits eingeschmolzen ist, muss durch mechanisches Öffnen der Eiter entfernt werden. Dies sollte aber unbedingt durch eine Ärztin/einen Arzt erfolgen. Furunkel im Gesicht, besonders in der Nähe der Nase und der Augen sind besonders gefährlich, da die Erreger so ins Gehirn gelangen können. Wenn zusätzlich Fieber auftritt, ist eine ambulante Behandlung notwendig. Die Furunkel können an einer Stelle auch vermehrt auftreten. In diesem Fall spricht man von einem Karbunkel (vgl. Harnack und Meffert 1995, S. 40f).

Die Wundrose bildet eine weitere mit der Neurodermitis einhergehende Komplikation. Aufgrund der verletzten und entzündeten Haut der Erkrankten/des Erkrankten können Streptokokken (Bakterien) in die sich in der Haut befindenden Lymphgefäße vordringen und zu schmerzhaften Rötungen führen. Bei auftretenden Symptomen wie Fieber und schnellem Temperaturanstieg, sowie heftigem, den ganzen Körper betreffenden Schüttelfrost, muss sofort ärztliche Hilfe in Anspruch genommen werden (vgl. Harnack und Meffert 1995, S. 41f).

In Verbindung mit Komplikationen in Bezug auf die Neurodermitis muss auch Lungenasthma und allergischer Schnupfen erwähnt werden. Neurodermitis und Asthma stehen in vielen Fällen in einem abwechselnden Verhältnis zueinander. Wenn sich die Neurodermitis in einem Stadium des Schubes befindet, kann man bei vielen Patientinnen/Patienten davon ausgehen, dass die Asthmabeschwerden nachlassen. Bei starker Atemnot weist die Haut der Betroffenen/des Betroffenen oft kaum entzündete Stellen auf. Dieses abwechselnde Verhältnis muss jedoch nicht bei jeder Betroffenen/jedem Betroffenen zutreffen. Eine Klimaveränderung ist zur Behandlung beider Erkrankungen, sowie bei allergischem Schnupfen zu empfehlen (vgl. Harnack und Meffert 1995, S. 44f).

Weitere Komplikationen, die bei Erkrankten auftreten können sind unter anderem Grauer Star (Trübung der Augenlinse), Pilzinfektionen, Herpes (schmerzhafte Bläschen meist auf den Lippen) und durch Viren verursachte Warzen (vgl. Harnack und Meffert 1995, S. 42ff).

1.4 Behandlungsmöglichkeiten

Wenn bei einem Kind Anzeichen, wie zum Beispiel Hautprobleme, auftreten, die auf eine Neurodermitiserkrankung hinweisen könnten, sollte auf jeden Fall eine Ärztin/ein Arzt aufgesucht werden. Sowohl Diagnose als auch Behandlung müssen ärztlich gestellt bzw. abgeklärt und besprochen werden. Da die mit der Neurodermitis einhergehenden Hautekzeme das Resultat vieler diverser Ursachen und Unverträglichkeiten sein können, kann es einige Zeit in Anspruch nehmen bis eine optimale Behandlung für die individuelle Patientin/den individuellen Patienten gefunden ist. Wichtig ist, dass nicht unmittelbar ein Arztwechsel stattfindet, wenn keine sofortige Besserung des Hautbildes verzeichnet werden kann, da dies zu einem Verlust der bereits vorhandenen Informationen über die Patientin/den Patienten führt und Fortschritte in der Behandlung stark verzögern kann (vgl. Harnack und Meffert 1995, S. 67).

Unerlässlich ist die intensive Pflege der empfindlichen Haut einer Neurodermitikerin/eines Neurodermitikers. Das täglich zweimalige Verwenden von Salben, die der Haut vor allem Fett und Feuchtigkeit spenden, ist hierbei von zentraler Bedeutung. Dabei sollte darauf geachtet werden, dass die Produkte natürlich, biologisch und rein pflanzlich sind. Salben mit parfümierten Zusatzstoffen sollten auf jeden Fall vermieden werden. Die Suche nach der geeigneten Salbe für die individuelle Neurodermitikerin/den individuellen Neurodermitiker gestaltet sich oft als mühsam, da viele Patientinnen/Patienten auch auf hochwertige Produkte allergisch reagieren (vgl. Harnack und Meffert 1995, S. 68ff). Da ich selbst Neurodermitikerin bin weiß ich aus eigener Erfahrung, wie schwierig es ist, die geeignete Salbe für die Haut zu finden. Trotzdem darf in diesem Punkt nicht aufgegeben werden, da ein gutes Hautpflegeprodukt essentiell für die langfristige Besserung des Hautbildes ist. Trotz der positiven Eigenschaften geeigneter Cremes und Salben darf die Haut nicht ‚überpflegt' werden, da sie sonst immer mehr austrocknet und somit auch mehr Pflege benötigt. Das Um und Auf ist das Finden eines gutes Mittelmaßes (vgl. Hellermann 2004, S. 60). Auch bei der Hautreinigung mit Wasser muss die Erkrankte/der Erkrankte auf die Bedürfnisse der empfindlichen Haut eingehen. Ein tägliches Duschen sollte aber kein Problem darstellen, sofern die Wassertemperatur nicht zu hoch ist, keine chemischen Badezusätze und Seifen verwendet werden und die Haut im Anschluss eingecremt wird (vgl. Harnack und Meffert 1995, S. 70f). Bei Babys sollte jedoch beachtet werden, dass sich tägliches Baden auch bei gesunden Säuglingen ungünstig auf die Haut auswirkt und somit vermieden werden sollte (vgl. Hellermann 2004, S. 60).

Die Verwendung von Kortison (z.b.: in Salben) zur Dezimierung der Ekzeme ist stark umstritten, da es zu zahlreichen Nebenwirkungen führen kann. Dennoch erweist sich die Kortisonbehandlung bei Neurodermitiserkrankten durchaus als sinnvoll. Wenn eine Kortisonbehandlung durchgeführt wird, sollte sie jedoch unbedingt unter folgenden Kriterien stattfinden: Sie sollte nur eingesetzt werden, wenn es unbedingt erforderlich ist (starker Schub), die Dosierung sollte so gering wie möglich gehalten werden, die Behandlung sollte von kurzer Dauer sein und die betreffenden Stellen sollen mit kortisonfreien Salben nachbehandelt werden (vgl. Harnack und Meffert 1995, S. 75).

Um die Haut nicht zusätzlich zu reizen, sollten mit dem Arzt unbedingt bestehende Unverträglichkeiten (z.b.: Nahrungsmittel wie Kuhmilch) abgeklärt werden und der Kontakt oder die Einnahme derselben im Alltag vermieden werden (vgl. Hellermann 2004, S. 66).

Auch die Lichtbehandlung kann das Hautbild der Erkrankten/des Erkrankten verbessern, da Sonnenschein auf die menschliche Haut eine positive Wirkung hat, soweit die Intensität nicht zu hoch ist. Darum gilt es zu intensives Sonnenbaden, das zu Sonnenbrand führt, unbedingt zu vermeiden. Bei der UV-Lichtbehandlung wird die optimale Bestrahlungszeit an die Bedürfnisse der Haut der individuellen Patientin/des individuellen Patienten angepasst. Jedoch gibt es auch Neurodermitikerinnen/Neurodermitiker, deren Hautbild sich durch die Sonne verschlechtert und eine Behandlung dahingehend nicht zielführend ist. Dies gilt vor einer Lichtbehandlung abzuklären (vgl. Harnack und Meffert 1995, S. 84ff).

Außerdem können ein Klimawechsel (Hochgebirge, Küstengebiete) oder eine Kur erheblich zu einem schöneren Hautbild beitragen (vgl. Harnack und Meffert 1995, S. 89f).

2. Umgang mit Neurodermitis im sozialpädagogischen Umfeld

Mir ist im Laufe der letzten Jahre verstärkt aufgefallen, dass die Neurodermitiserkrankung bei Kindern heute durchaus kein seltenes Phänomen (mehr) ist, jedoch eher in leichten Formen vorkommt. Daher ist es sehr wahrscheinlich, dass ich in meinem späteren Berufsleben als Sozialpädagogin des Öfteren mit neurodermitiserkrankten Kindern arbeiten werde. Ich denke jedoch, dass bezüglich des Umgangs mit Neurodermitis im sozialpädagogischen Rahmen unterschieden werden muss, ob die vollständige Erziehung der betreffenden Kinder den Pädagoginnen/Pädagogen obliegt (z.b.: Einrichtungen der Kinder- und Jugendhilfe) oder die Eltern erziehungsberechtigt sind (z.B.: Hort). Auf die verschiedenen Schwerpunkte und Vorgehensweisen möchte ich nun im Folgenden eingehen.

Wenn die Eltern haupterziehungsberechtigt sind und ihr Kind beispielsweise einen Hort besucht, ist es meiner Meinung nach die Aufgabe und Pflicht der zuständigen Sozialpädagogin/des zuständigen Sozialpädagogen die Eltern umgehend zu informieren, wenn beim Kind Anzeichen bemerkt werden, die auf eine Neurodermitiserkrankung hinweisen. Die weitere Vorgehensweise bezüglich Arztbesuch, Diagnose und Behandlung liegt in der Hand der Eltern und der betreuenden Ärztin/des betreuenden Arztes. Bei Kindern mit einer bereits diagnostizierten Neurodermitiserkrankung muss mit den Eltern im Vorfeld abgeklärt werden, was im Alltag beim betreffenden Kind zu beachten ist. Dies betrifft bei neurodermitiskranken Hortkindern in erster Linie Lebensmittelunverträglichkeiten und sonstige Allergien, die zu einer Verschlechterung des Hautbildes führen. Die Einnahme oder den Kontakt mit diesen allergiefördernden Lebensmitteln etc. gilt es seitens der Hortpädagogin/des Hortpädagogen zu vermeiden (z.b.: bestimmte Lebensmittel bei der Jause, starke Sonne,…). Da es sich bei der Hortbetreuung um keine vierundzwanzigstündige Betreuung mit Übernachtung handelt, ist die Hautpflege (z.b.: das Auftragen von geeigneten Salben, Körperhygiene, diverse Hautbehandlungen, Therapien) höchstwahrscheinlich kein Thema im Umgang mit neurodermitiserkrankten Kindern im Hortalltag, da sie von den Eltern übernommen wird.

In Einrichtungen der Kinder- und Jugendhilfe gehören Arztbesuch und die damit einhergehende Diagnose, sowie die vollständige Behandlung und Hautpflege (ausgenommen von Lichtbehandlung etc.) zur Aufgabe der zuständigen Sozialpädagoginnen/Sozialpädagogen. Da sie die Haupterziehungsberechtigten sind, liegt auch das gesundheitliche Wohl der ihnen anvertrauten Kinder vollkommen in deren Verantwortung.

Da in sozialpädagogischen Einrichtungen der Alltag in Gruppenkonstellationen gestaltet wird, sind bei der kulinarischen Versorgung (Jause, Mahlzeiten,…) auch Kinder beteiligt, die keine Nahrungsmittelunverträglichkeit haben. Darum macht es für mich keinen Sinn, die ganze Gruppe an die Bedürfnisse des neurodermitiskranken Kindes anzupassen und ihnen wichtige und nährstoffreiche Nahrungsmittel, wie Kuhmilch oder Nüsse, zu verwehren, die für die Entwicklung notwendig sind. Man muss aber als Pädagogin/Pädagoge darauf achten, dass sich das erkrankte Kind beim Essen nicht benachteiligt fühlt und gute Alternativen zum Speiseplan der ‚gesunden‘ Kinder anbieten.

Generell ist es im Umgang mit neurodermitiskranken Kindern meiner Meinung nach wichtig, dem kranken Kind Verständnis, jedoch nicht zu viel Mitleid entgegenzubringen. Damit meine ich, dass es beispielsweise unangebracht ist, das Kind zu tadeln, wenn es sich an den entzündeten Hautstellen kratzt und somit das Hautbild zusätzlich verschlechtert. Aus eigener Erfahrung weiß ich, dass der Juckreiz zum Teil so stark sein kann, dass es für das Kind unmöglich ist, diesen nicht durch Kratzen zu bekämpfen, insbesondere weil Kinder diesbezüglich noch nicht den Grad an Selbstdisziplin entwickelt haben, der bei Erwachsenen üblicherweise vorhanden ist. Ich bin jedoch auch der Überzeugung, dass ein ständiges Bemitleiden des Kindes aufgrund seiner Erkrankung sich keinesfalls günstig auf die Psyche des Kindes auswirkt. Es handelt sich bei der Neurodermitis um keine ‚schlimme‘ Erkrankung, welche das Kind lebenslang schwer in seinem Handeln beeinträchtigt. Darum sollte es wie jedes andere Kind behandelt werden, ohne dabei die Krankheit im Alltag ständig in den Mittelpunkt zu rücken. Wenn es während eines Schubes jedoch ständig vom Juckreiz geplagt wird, ist es sinnvoll das Kind durch spannende Spiele, Ausflüge, etc. so gut wie möglich abzulenken und auf andere Gedanken zu bringen. Dies sollte jedoch nicht bedeuten, dass über die Krankheit nicht gesprochen werden darf. Ein offener Umgang hilft dem Kind erheblich, sich mit der Krankheit zu arrangieren, sie zu akzeptieren und Zusammenhänge zu verstehen (z.B.: *Du darfst keine Schokolade essen, weil darin Kuhmilch enthalten ist, die das Jucken deiner Haut verstärkt.*‘).

3. Wo bekomme ich Informationen und Hilfestellungen?

Da die Neurodermitis eine mittlerweile sehr häufig diagnostizierte Krankheit bei Kindern darstellt, findet man im Internet sehr viele Informationen über Ursachen, Anzeichen und Behandlung der Erkrankung. Dennoch sollte man nicht selbst zur Ärztin/zum Arzt des Kindes werden, sondern unbedingt einen Arzt aufsuchen, wenn Anzeichen der Neurodermitis erkannt werden, da die eindeutige Diagnose nur eine Ärztin/ein Arzt stellen kann und das weitere Verfahren bezüglich Behandlung etc. von Fall zu Fall variieren kann. Da es dennoch wichtig ist, dass Eltern von betroffenen Kindern über die Krankheit sehr gut Bescheid wissen, um den Alltag mit dem Kind bestmöglich gestalten zu können, ist es notwendig aus der Vielfalt an Beiträgen zu diesem Thema im Internet die wichtigsten und seriösesten Berichte und Informationen herauszufiltern. Sehr gut eignen sich hierfür Broschüren, wie zum Beispiel ,Facts4Parents'. Diese Broschüre ist unter www.infectopharm.com/cgi-bin/br.pl?f=6500227 zu finden und vereint alle relevanten Informationen für Eltern neurodermitiserkrankter Kinder auf wenigen Seiten (vgl. InfectoPharm Arzneimittel GmbH o.J., Stand: 05.02.2016).

Die wichtigsten Internetadressen für Informationen und Institutionen, wo Hilfestellungen in Bezug auf die Neurodermitis angeboten werden, finden sich in folgender Tabelle (vgl. InfectoPharm Arzneimittel GmbH o.J., Stand: 05.02.2016). Da es in Österreich keine Selbsthilfegruppen für Neurodermitiserkrankte gibt, werden im Folgenden unter anderem deutsche Selbsthilfegruppen angeführt (vgl. Hafner 2015, Stand: 05.02.2016).

www.neurodermitisschulung.de	,Arbeitsgemeinschaft Neurodermitisschulung e.V. (AGNES)' mit Informationen zu Schulungszentren
www.dha-allergien.de/neurodermitis.html	Seite der ,Deutschen Haut- und Allergiehilfe e.V.' über Neurodermitis
www.kindergesundheit-info.de/930.0.html	Seite der ,Bundeszentrale für gesundheitliche Aufklärung (BZgA)' für Eltern
www.neurodermitis-bund.de	Seite des ,Deutschen Neurodermitis-Bundes (DNB)' für Betroffene und Angehörige mit Informationen über Selbsthilfegruppen und Ansprechpartner in Deutschland

4. Quellenverzeichnis

4.1 Literaturquellen

Harnack, K. & Meffert, H. (1995). Neurodermitis. Ursachen, Behandlung und Hilfen. (4. Aufl.). Baierbrunn: Wort & Bild Verlag Konradshöhe.

Hemmermann, M. (2004). Neurodermitis bei Kindern. Auslöser erkennen und wirksam meiden. So schützen Sie Ihr Kind am besten vor einem Schub. Fit und fröhlich in Kindergarten und Schule. Stuttgart: Trias Verlag.

4.2 Internetquellen

Hafner, K. (2015). Behandlung im Überblick. Neurodermitis.
URL: http://www.hautinfo.at/neurodermitis/behandlung-im-ueberblick-60.html (Stand: 05.02.2016)

InfectoPharm Arzneimittel GmbH (o.J.). Facts4Parents. Informationen zu Neurodermitis.
URL: www.infectopharm.com/cgi-bin/br.pl?f=6500227 (Stand: 05.02.2016)

NEURODERMITIS

Krankheitsbild

➤ Hautentzündung mit Ursprung in einer Störung des Nervensystems

➤ Auftreten: meist bei Säuglingen (verschwindet oft wieder im Erwachsenenalter)

➤ Haut: gerötete, nasse und geschwollene Stellen verbunden mit extremem Juckreiz

➤ evtl. doppelte Unterlidfalte und nach außen verdünnte Augenbrauen, Risse im Bereich der Mundwinkel und Ohrläppchen, Bläschenbildung auf Händen und Füßen

➤ Sonstige Merkmale: trockene, blasse und schuppende Haut mit geringer Bräunungs-wahrscheinlichkeit, Schatten unter den Augen, Nahrungsmittel-, Woll- und Umwelt-unverträglichkeiten, Augenerkrankungen, erhöhtes Risiko für Hautinfektionen

Ursachen

➤ Vererbung

➤ Psychische Gründe (z.b.: Stress)

➤ Unverträglichkeiten (z.b.: Klima, Nahrungsmittel)

➤ Neurovegetative Störung (gegenteiliges Verhalten der Blutgefäße)

➤ Erhöhter IgE-Serumspiegel (Substanzen aus der Mastzelle treten verstärkt aufgrund negativer Umwelteinflüssen aus und verursachen ein Jucken und Entzünden der Haut)

Komplikationen

➤ Furunkel (entzündeter Haarfollikel), Wundrose (schmerzhafte Rötungen mit Fieber)

➤ Lungenasthma, allergischer Schnupfen

➤ Grauer Star, Pilzinfektionen, Herpes, Warzen

Behandlung (unbedingt mit ärztlicher Abklärung)

➤ Haut: Salben, Kortison (kurzfristige Maßnahme), Lichttherapie, Klimaveränderung

➤ Abklären und Vermeiden von Unverträglichkeiten

Quellen (für Informationen und Broschüre)

➤ Harnack, K. & Meffert, H. (1995). Neurodermitis. Ursachen, Behandlung und Hilfen. (4. Aufl.). Baierbrunn: Wort & Bild Verlag Konradshöhe.

➤ Hemmermann, M. (2004). Neurodermitis bei Kindern. Auslöser erkennen und wirksam meiden. So schützen Sie Ihr Kind am besten vor einem Schub. Fit und fröhlich in Kindergarten und Schule. Stuttgart: Trias Verlag.

➤ InfectoPharm Arzneimittel GmbH (o.J.). Facts4Parents. Informationen zu Neurodermitis. URL: www.infectopharm.com/cgi-bin/br.pl?f=6500227 (Stand: 05.02.2016)

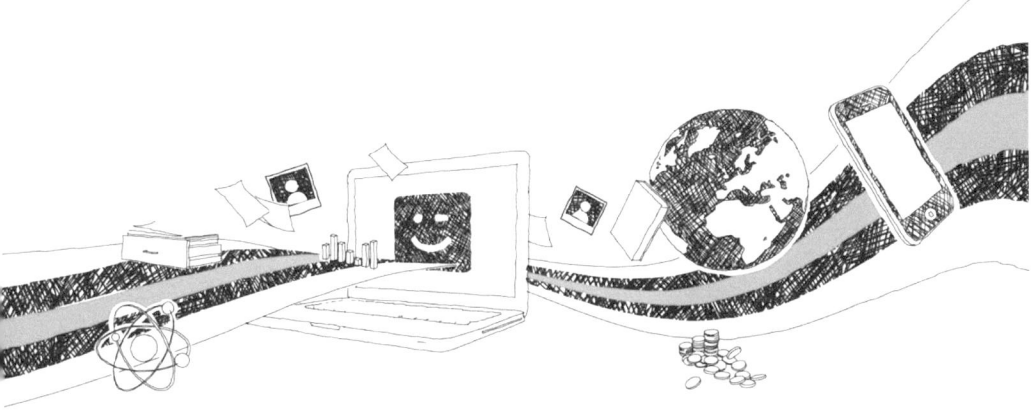
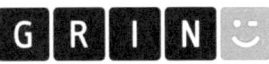